Dedicado a

....

De:...

Fecha..

Nota...

....

....

....

....

HIJO MIO, Lo que todo niño con Autismo quiere que sepas
por Silvana Armentano Perez
Es un producción de MUSIK HOPE
P.O. Box 266174
Weston, Florida 33326
WWW.SILVANAARMENTANO.COM

Publicado por MUSIK HOPE
ID:LS1029 Paperback
ISBN: 9781980647348 PaperBack
Primera Edición 2018
Categoría: Familia/Relaciones/No Ficción/Educación

Escrito y revisado por Silvana Armentano
Diseño Portada Silvana Armentano

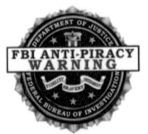

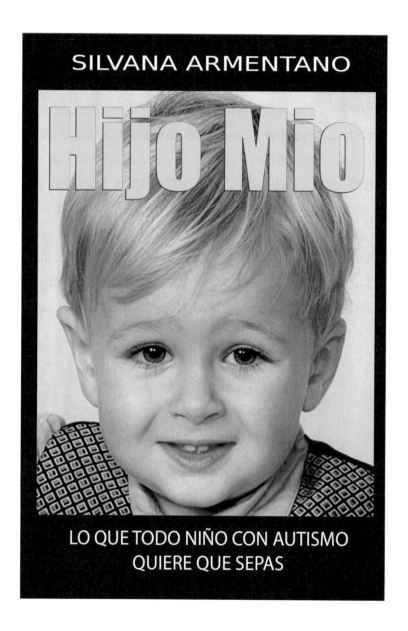

SILVANA ARMENTANO

Hijo Mío

LO QUE TODO NIÑO CON AUTISMO
QUIERE QUE SEPAS

Eres la mujer y esposa con la que Dios me ha coronado. Se que a través de las páginas de este libro he adquirido sabiduría para vivir sabiamente contigo. Tenemos un hogar sólido y firme que hemos formado unidos y juntos y que esta fundado en la roca, nuestro Señor Jesucristo. Deseo y declaro que se abrirá el entendimiento de muchos con este profundo libro que Dios te inspiró y tocarás a millares de gentes con tus enseñanzas. Sigue avanzando, te bendigo ,apoyo y admiro.

Tu esposo que te ama

Dr. Daniel Perez

Dear Mom, you are my Angel ,Thank you for being my Mom. I love you

David John Perez, tu hijo

Tabla de Contenido

¡TU PUEDES VENCER EL AUTISMO!

Introducción

He visto personas deprimidas y abatidas, por descubrir que su bebé está afectado su desarrollo por autismo y otros síndromes infantiles. Si estás angustiado, en la etapa de negación o solo quieres aprender a comprender que es el autismo, y como puedes ayudar a tu hijo, te invito a que me acompañes a lo largo de este libro y te enseñaré diez cosas importantes que todo niño con autismo quiere que tu sepas.

A través de los años de experiencia enseñando música a niños con todo tipo de talentos y situaciones, pasé por muchas fases, experiencias de todo tipo y adquirí estrategias que me ayudaron a salir adelante. Esas experiencias y consejos los quiero compartir contigo y promover a tus hijos al máximo nivel posible.

Hubieron situaciones que hasta llegué a pensar que hasta Dios no era justo y se había olvidado de mí. Pero ahora ya aprendí a que mi vida no fuera igual sin mi angelito David. Mi hijo se llama David y estamos venciendo juntos este desorden neurológico llamado autismo. Mi hijo me enseñó el verdadero amor, sin palabras ni miradas, le dió un sentido especial a mi vida y es lo más lindo y hermoso que Dios me pudo haber dado. Fui escogida entre muchas mujeres como la mejor y única calificada para esta misión posible. Fui seleccionada del escuadrón especializado de grandes desafíos y mi hijo amado me dió la oportunidad de crecer y de amar incondicionalmente.

Quiero que tu también sientas esto por tu hijo, y que todo lo que te está abrumando ahora desaparezca y creas que hay una salida y esperanza. Este libro nació con la idea, de que yo pudiera ayudar a personas a levantarse y entender que tener un hijito con una condición médica no es mal de morir. Convertir el dolor en un don y ver la sonrisa de muchos niños y familias una realidad.

En mi largo viaje a través de ayudar a mi hijo David, vi como tantos padres son capaces de hasta regalar sus niños solo porque tienen autismo o algun defecto físico, cruel ¿no? Otros padres piensan que no son normales, otros que están enfermos. Pero ¡BASTA! Todos los niños son especiales y perfectos de acuerdo al lente que tu uses para verlos.

Tanta crueldad solo le da cabida a cosas malas en el mundo. Nuestros hijos valen oro, nuestros hijos no están enfermos, nuestros hijos son normales. Nuestros hijos son capaces de hacer lo que un niño que no tiene autismo puede hacer, si tu lo crees. Tu hijo es lo mejor que te ha pasado en toda tu vida.

Que sus habilidades estén afectadas momentáneamente por el síndrome infantil de autismo u otras situaciones de salud, no deja de ser especial único y perfecto y un ser humano que necesita ayuda para ser y funcionar en una sociedad tan exigente y perfeccionista como la que vivimos hoy.

Mira que te mando que te esfuerces y seas valiente. Esta frase llena de fe y valor me ha acompañado siempre a lo largo de mi larga travesía con el autismo. Mis amados, no te canses, no te deprimas, no te caigas, no llegues a renegar a tu pequeño ignorarlo o rechazarlo.

El es un ser humano y merece la misma oportunidad que los demás. Siempre esfuérzate por darle la vida que se merece, por ayudarlo a tener avances y a vencer el autismo. Porque algo que tu puedes lograr como padre, es ayudar a vencer el autismo que está afectando a tu hijo. Es hora de que seas valiente por tu hijo, y te enfrentes al mundo y cambies. Los desafíos que la vida te presente son oportunidades para crecer, aprovéchalas.

Lo que siembres hoy lo recogerás mañana y dormirás en paz de haber entregado el máximo de tus recursos y fuerzas y haber sacado del autismo a tu amado hijito, ese será tu premio máximo en la vida.

Ánimo, no estas solo, te entiendo.

¡ TÚ PUEDES VENCER EL AUTISMO!

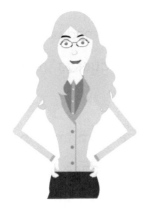

Silvana Armentano

1. Quiero que sepas... 10 Cosas que hago sin querer

"..Mamá quiero que sepas que te quiero y necesito tu ayuda. Mamita no tengo control de mi cuerpo y a veces me muevo mucho porque no siento mi cuerpo en el espacio. ¿Me pudieras ayudar a sentir mi cuerpo? No te enojes conmigo no tengo control de eso y soy muy chiquito para corregirlo solo." Quiero verte feliz, ¿lo arreglamos juntos a este desorden?

Darte cuenta que tu hijo es un niño que presenta síntomas de autismo y aceptarlo, es un proceso fuerte que nosotras como madres es difícil de atravesar. Los niños casi siempre suelen, desde bebés, dar señales de que pudiera estar afectada su salud con esta condición, pero como padres y seres humanos que somos, nos cuesta darnos cuenta y aceptarlo.

Aunque son pequeñas señales, esas bastan como para ir al médico y buscar un diagnóstico y poner un plan de acción inmediato.

¡Acepta a tu hijo y ámalo como está!

No está bien que digas que tu hijo no es normal, o que te niegues a ver una realidad, por miedo al que dirán o el reto que se te vendrá encima. Quiere mucho a tu hijo, pues es un regalo que no todos pueden tener. Si notas que tu hijo, no usa los juguetes como vez que otros bebés los usan, Ejemplo : Se lleva los carritos siempre a la boca, mientras que sus amigos los ruedan en el piso, y tu hijo siempre tiende alejarse de los otros niños, eso es una clara señal que debes de prestar atención.

Padres no se asusten cuando se den cuenta de estas señales, más bien esto debe motivarlos a buscar ayuda inmediata profesional y apropiada para su niño. El autismo es un desorden neurológico, una condición que debe ser tratada lo más antes posible. No te retrases tú y des muchas vueltas para esperar más señales y más señales, con unas tres ya es bastante razón como para ir a un especialista. No esperes a ayudar a tu hijo cuando empiece la escuela y ya esté muy grande, y veas ya una diferencia demasiado notable en su desarrollo. Antes empieces a ayudarlo, mejor será su calidad de vida y saldrá de esta situación de salud mas rápido de lo que te imaginas.

La idea es atender a las necesidades de tu hijo lo antes posible; de bebé, para brindarle toda la ayuda posible y minimizar las limitaciones que provoca el autismo en los niños y maximizar las oportunidades para vencerlo.

Te dejaré 10 señales muy generalizadas y alarmantes, que se notan en los niños que son afectadas su habilidades por este desorden neurológico llamado autismo. Si ya has visto de estas señales en tu hijo, pues no esperes más y busca ayuda profesional, no hay tiempo que perder.

El te necesita y eres la persona más importante del mundo que puede lograrlo. Ese es tu privilegio de ayudar a tus hijos a salir a adelante.

Señales claras del autismo

1. No mira a los ojos.

Este síndrome infantil llamado autismo afecta las relaciones sociales y no suelen mirar a los ojos para establecer una comunicación visual con los demás. Tienden más a mirar la boca o en el espacio cuando les hablamos. El contacto visual es pobre o no existe. Parece que no escuchan o como si estuviesen en otro mundo. Si notas que tu pequeño, siempre tiene la mirada perdida esto pudiera ser una señal. Mas adelante daré soluciones e ideas para activar el contacto visual.

2. No responde al nombre.

Si tu hijo ya pasó los 12 meses, y lo llamas por su nombre y ni una mirada te ofrece, es una señal que debes de prestar mucha atención y pudiese haber algún rasgo de autismo. La falta de atención social, es uno de los principales desafíos que un niño especial enfrenta a diario. Esta señal, que no responde a su nombre cuando lo llaman y parece una aparente sordera, dentro del espectro autístico, pudiera ser este un rasgo importante si apareciera a temprana edad.

3. Juegos Inapropiados.

Mi experiencia personal de tratar con el autismo en casa y con mis estudiantes me ha enseñado que el juego inapropiado pudiera ser otro rasgo importante para detectar el autismo a temprana edad . Mi hijo siempre usaba los juguetes de manera extraña. Si era un teléfono, lo usaba para martillar el piso. Si era un CD lo usaba de trompo. Si era un automóvil se enfocaba mirando las ruedas y llevándoselo a la boca. Si consideras que ya tu hijo tiene edad para usar correctamente los juguetes y entender su funcionalidad, y ves que aún no lo hace, podría ser una señal para detectar el autismo.

4.No Se Relacionan Con Los Demás.

Analizando el nombre del síndrome infantil "Autismo", morfológicamente contiene "Auto" que en griego significa "por sí mismo". El niño pudiera parecer muy introvertido o que está en su mundo. Las relaciones sociales no son de su interés. El niño que presenta estas señales se crea un mundo autosuficiente y auto estimulante donde no le es necesario relacionarse con personas. Solo se acerca cuando necesita algo como por ejemplo: comida

5. Movimientos repetitivos estereotipados.

Tienden a hacer movimientos como tics muy seguidamente y sin sentido. Ejemplo puede estar tranquilo sentado durante muchas horas en el sillón, haciendo lo mismo una y otra vez, moviendo los brazos como unas alas aplaudiendo o haciendo sonidos.

6. Caminan en puntas de pie.

Hay muchísimas razones, por las cuales los niños que presentan estos rasgos autísticos, caminan en punta de pie. La gran mayoría de los padres, piensan que su pequeño a desarrollado un caminar muy sofisticado, pero la verdad es que a los niños se le hace más fácil caminar en puntas de pie. Están buscando una presión en sus pies porque probablemente no sientan su cuerpo en el espacio y necesitan estimular su cuerpo para sentirlo.

7. Pierden el lenguaje o no existe ninguno.

Los niños que presentan estos rasgos usan muy pocas palabras o sonidos. Les cuesta formar oraciones completas o mantener una conversación. La pronunciación de las palabras, para ellos es muy difícil y a veces no se entiende lo que están diciendo. La comunicación verbal que más suelen usar son sonidos repetitivos palabras aisladas o señas abstractas, que tu como padre debes tener toda la paciencia del mundo para aprender a comprenderlas y responderles. Debes tenerle amor a tu niño, mientras más paciencia y técnica mejor comunicación. Daré mas ejemplos mas adelante.

8. No sienten dolor.

No es que no sientan dolor, sino que no saben cómo reaccionar a él. El autismo afecta la parte sensorial desordenando la reacción correcta de los cinco sentidos, gusto, tacto, olfato, oído, vista. Por eso no sienten el dolor o no responden a su nombre. Si tu bebé se te cae y este no llora o llora muy poco, de inmediato debes consultar esto con un médico. Esta es la señal más fácil de detectar en los niños, estos siempre tienen accidentes y caídas.

9. Mal sueño , mala digestión.

La selectividad al momento de comer, la repulsión a ciertos alimentos, berrinches , vómitos constantes, pudiera ser un rasgo importante para considerar. Son sensibles a las texturas variadas de los alimentos. Por otro lado, sus hábitos de dormir son muy inconstantes. Puede que el niño no ha dormido en todo el día, y cuando se duerma, se despierte luego de máximo 20 minutos y resista despierto como si nada.

10. Retraso en el desarrollo.

Todo proceso de aprendizaje por imitación se hará mas difícil. Enseñarle a ir al baño, a regalar sonrisas, a como sociabilizar, a dibujar un garabato, a tomar agua de un vaso a comer solo, le tomará un poco mas de tiempo y entrenamiento. Mi vecina dió a luz casi al mismo tiempo que yo, y se notaba como su hijita iba desarrollando sus actitudes y aptitudes, y mi David ni saludaba.

No te afanes, si te das cuenta que tu hijo presenta algunos de estos rasgos de autismo, el plan de Dios sigue siendo perfecto para todos. Cuídalo mucho, ámalo, dale amor, edúquenlo y ayúdenlo a darle todo lo que necesite para superar el autismo y que nunca sienta el rechazo. No se puede ganar una batalla sin pelearla, ánimo que si se puede.

¡TU PUEDES VENCER EL AUTISMO!

Sigue leyendo hasta el final

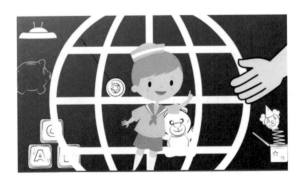

2. Quiero Que Sepas .. Quiero decirte algo... pero no me entiendes

"...Tengo tantas ganas de decirles a toda mi familia que los quiero pero mi cuerpo no me responde. Puedo escuchar lo que dicen de mi y entender que algo me pasa que los entristece y no entienden, por eso me aparto. Soy parte de la Familia y yo los acepto como son, Pudieran aceptarme y quererme como soy también? Son parte de la familia y no puedo hacer nada para sacarme el autismo de encima

¿Me ayudan? Unidos Podemos mas. Los necesito..."

No es fácil hablar de personas especiales, cuando te refieres a tu propio hijo o a un familiar. La primera vez que lo pensaste se te enfriaron las manos, la segunda, la tercera... y aún sigues aprendiendo. Si tu hijo o familiar tiene hermanos, entonces no es el único especial; todos lo son. Son una hermosa familia especial; ¡Dios los escogió para esta Gran Misión y son verdaderamente afortunados!

En el transcurso de su vida cotidiana, existen innumerables desafíos e integrarse a la vida social fuera de casa es toda una tarea extrema. Integrarse fuera de casa a las actividades sencillas como ir al supermercado, un evento social, un cumpleaños, ir a la iglesia o una celebración festiva requiere de un esfuerzo admirable; para que en el desarrollo de la actividad, nuestro comportamiento, entre en lo que es aceptable socialmente, sea adecuado.

Integración es sinónimo de inclusión; generalmente usamos estos términos a la ligera, solo refiriéndonos a la suma o adición de alguien o algo a un conjunto. Lo asociamos a palabras como: introducir, englobar, incorporar, insertar, adjuntar, encuadrar, envolver, abarcar; la realidad es que incluir abarca aspectos más profundos. Cuando incluimos estamos reconociendo que todos tenemos habilidades, características y potencial diferentes así como necesidades. Todos tenemos derecho a ser," parte de".

Por otro lado tenemos la exclusión, antónimo de todo lo anterior. Separamos o eliminamos al individuo o cosa del conjunto. En el caso de las familias especiales, es separar a nuestro hijo de la típica vida social y las actividades de rutina.

Limitarnos en todas o algunas áreas fuera y dentro de nuestra casa, debido a su condición de salud porque funcionamos distintos que una familia típicamente normal. Todas las actividades de un niño o adulto especial son funcionales de acuerdo a su salud o comportamiento.

Existe el miedo, las miradas, restricciones, salvedades, omisiones. Nos reservamos de hacer muchas cosas, nos encerramos o escondemos de los demás por el que dirán. Se oculta el modo nuestro de vivir especial y particular por el rechazo social y el dolor de la soledad y el no poder formar parte de lo que la gente "normal" está acostumbrada. El amor es la mejor comunicación y herramienta. El amor cubre multitud de faltas.

¡Organízate! Es la clave. No tengas miedo del que dirán los demás, no tengas miedo a ser distinto y original, del rechazo al comportamiento de nuestros hijos y familiares. Una capacidad diferente no es algo para avergonzarse. Tienes que tomar decisiones importantes, siempre pensando lo que es mejor para ustedes.; no pienses en la comodidad de los demás. Dios nos creó a todos: somos únicos, diferentes, especiales; creo la tierra también para compartirla y disfrutar la vida en ella sin acepción de personas. No hay dos individuos iguales, todos tenemos habilidades distintas y eso es una maravilla que nunca debe de dejarnos de asombrar.

Si tu familia es especial como la mía, es porque Dios te escogió con cariño y compasión como instrumento para una gran misión. Son una familia que saben el valor de una simple sonrisa, compasiva, paciente; sabrán cómo actuar y controlar las situaciones que se les presentarán. Son una Familia Afortunada. Somos diferentes y eso nos enriquece.

¡Anímate! Quiero que no te dejes intimidar ni lastimar por los estándares de ser diferente o normal. Se creativo y original en todo lo que hagas. Sé feliz en todo momento y a toda hora, todos los días. Los desafíos de incluir a toda su familia en todas las actividades y eventos que se les presenten a diario; incluyendo también a aquellos que tienen necesidades especiales no es una tarea fácil. Respire profundo; llénese de valor, calma, fortaleza y enfréntese a ellos con amor cada vez que sea necesario.

Paso a paso, sin prisa pero sin pausa; poniendo un grano de arena cada uno, la vida seguirá su curso. Todo será posible con esfuerzo fe y dedicación. Vencerás y tendrás éxito en esta misión. No estás sola, no estás solo.

Una actividad que le ayudará a empezar a incluirse, puede ser la siguiente: Ir a la fiesta de cumpleaños de su vecino, toda la familia por un lapso de 15 minutos.

Te propondré las siguientes sugerencias:

1. Póngase metas cortas y pequeñas; un paso a la vez, primero hay que caminar antes de aprender a correr.

2. Siéntete orgulloso del logro de salir de la zona de confort. Felicítate de no tener miedo ni vergüenza de estar en algún momento haciendo el ridículo. Inténtalo hasta lograrlo, amor , fe y estrategias por cortos periodos.

3. Felicita tu familiar especial por decidir aceptar y colaborar en esta misión, saliendo de la comodidad de su entorno seguro. El también se esforzó mucho porque le cuesta trabajo hacer algunas cosas.

4. Ten un plan de contención emocional para cualquier imprevisto que se les presente. Habrá periodos de tiempo en los que no se hará nada; lleve actividades para ocuparlos. Tenga valor ya están embarcados en el viaje.

5. Evite escuchar comentarios negativos acerca de la conducta de su familiar especial, sobre todo las críticas. Prepárate para hablar, rompa el silencio; responde y conversa con las personas que valoren lo que has logrado y se interesen por escucharte. Tú eres la especialista de la condición de tu hijo y la que los defenderá mejor ante cualquier persona.

6. Vuelve a repetir la experiencia por un periodo más largo. Ya tu familiar y tu familia entera sabe que esperar de la actividad. Están preparados para un rato más. Se paciente y amable

7. Planea nuevos emprendimientos, actividades y eventos diferentes y placenteros a los cuales asistir o realizar. Anótalos en una agenda. Disfruten todos el tiempo corto. Mejor corto y bueno que mucho y malo.

8. Comunícale a los demás miembros de la familia los sueños y planes que esperas realizar para el futuro. Su apoyo es esencial para la tarea de incluir a su familiar especial a la vida cotidiana dentro y fuera del hogar. Juntos y unidos podrán lograrlo.

9. Enfócate en los logros obtenidos durante todo el proceso de la actividad; desde que se planeó, cuando lo comunicaste a toda la familia y cuando se lo dijiste a tu familiar especial. Lo que disfrutaron en el proceso y lo que hicieron bien en la actividad. Festeja lo que salió bien y analiza como mejorar el resto. El progreso no tiene que ser absoluto o perfecto.

10. Confía en Dios, pon toda tu fe en Él. Pídele por ti, tu familiar especial y todos los demás miembros de tu familia. Lograrán integrar a su familia a las actividades cotidianas típicas de la sociedad poco a poco, un dia a la vez.

CANCION PARA MI HIJO, Hijo Mío

Letra y Música : Copyright © Silvana Armentano

Arreglo Milton Sesentón

Hijo mío , como has crecido pataditas en mi vientre aun yo siento
Hoy todo un hombre, lleno de sueños tienes todo por ganar por conquistar

Todo lo que toques prosperara, todo cuanto anheles tuyo será
todo es posible ya lo veras, unida siempre tu familia te veremos triunfar

Todo cuanto hagas, haz con amor, solo guarda el bien en tu corazón siempre adelante con fuerza y valor

todo llega en la vida. Dios te bendice mi amor

De tus abuelos eres corona, son tus talentos piedras preciosas

mas que un hermano mas que un amigo

eres nuestra inspiración amado hijo.

Guarda la fe la esperanza y el amor la compasión la alegría y perdón.

Todo lo que toques prosperara......... Todo lo que toques prosperara

todo cuanto anheles tuyo será

todo es posible ya lo veras unida siempre tu familia te veremos triunfar

Todo lo que hagas , haz con amor solo guarda el bien en tu corazón

siempre adelante con fuerza y valor, lograrás todo en tu vida

Dios te bendice mi amor Con toda bendición

Bienaventurado el varón que no anduvo en consejo de malos,

Ni estuvo en camino de pecadores, Ni en silla de escarnecedores se ha

sentado; Sino que en la ley de Jehová está su delicia, Y en su ley medita

de día y de noche. Será como árbol plantado junto a corrientes de aguas,

Que da su fruto en su tiempo, Y su hoja no cae;

Y todo lo que hace, prosperará.

¡TU PUEDES VENCER EL AUTISMO!

Sigue leyendo hasta el final

3. Quiero Que Sepas... Soy Único, no me compares

"... Abuelitos, tíos, vecinos, maestros me gusta ser como soy, soy simpático y cariñoso, amable y educado, trabajador y chistoso. Dios me hizo único, igual que a ti. Cuando me comparas entre tus nietos y comparas mis fracasos con los éxitos de los demás , no se que hacer. No me ves a mi ni lo que soy, sino ves al autismo y eso es como un fantasma en tus ojos que no te deja aceptarme como soy. Tengo una personalidad única, igual que tu y talentos para salir adelante en la vida , igual que tu. Necesito solo una oportunidad de ser yo mismo y no me compares con otros , Soy Único y Original..."

¿Alguna vez has tenido la sensación de que tu hijo es diferente?, ¿o que no se comporta como los niños de tus amigos o familiares?, ¿de dónde salen estos pensamientos? Es probable que hayas estado comparando a tu familia con las familias de las otras personas, pero no debes porqué sentirte mal, debido a que esto le pasa a todo el mundo, incluso a las excelentes madres como tú. Simplemente son instintos biológicos y sociales que vienen arraigados a pensamientos primitivos de jerarquía social.

La comparación es el proceso a través del cual examinamos dos o más cosas, con la única finalidad de establecer diferencias o semejanzas entre ellas. El comparar es parte de nuestra vida diaria, esto nos ayuda a tomar decisiones y a valorar ámbitos de la cotidianidad. En algunos casos solemos comparar nuestras casas; o tal vez nuestros autos, con los de las personas de nuestro círculo social, solamente para ver qué posición ocupamos en la jerarquía de la sociedad, pero a veces está demás establecer ciertas comparaciones; como lo es en el caso de nuestros hijos.

Comparar a nuestros hijos con otros niños, la mayor parte del tiempo, no es una buena idea ni es lo apropiado. Ya que cuando comparamos a nuestros hijos con los del vecino, el compañero de trabajo o simplemente los hijos de nuestros hermanos, podemos llegar a afectar, e incluso lastimar innecesariamente, los sentimientos de nuestro niño (o niña), ya que él se preguntará si hay algo malo con él o si él es diferente, afectando directamente su autoestima y su seguridad.

28

Algunas veces, existen casos en los que padres se desaniman al ver que un niño posee un talento extraordinario y su hijo no, no caigas en la envidia, esto ocurre por estar constantemente estableciendo comparaciones entre nosotros y las demás personas.

Es de suma importancia que siempre tengas mente positiva, es mucho mejor ver el vaso medio lleno, a verlo medio vacío. En la vida siempre se presentarán personas con éxitos por arriba o por debajo de nosotros. Siempre habrá alguien con mejores o peores habilidades, pero lo importante es reconocer que todos somos buenos para algo y que tenemos una razón por la que existir, un propósito definido y único.

Cada niño en su desarrollo va mostrando las diversas habilidades que Dios le otorgó, y es nuestro trabajo como padres el estudiarlas para ayudar a nuestros pequeños a desarrollarlas al máximo, con mucho cariño, paciencia y trabajo duro. Es importante que te enfoques en el progreso que tu hijo vaya teniendo, y que lo refuerces ayudándolo cada día más a seguir trabajando para cumplir sus metas.

Ahora, ¿Cómo puedes ayudar a tu hijo para que desarrolle sus talentos?

1- **Identifica el potencial de tu pequeño**. Debes fijarte en cuáles son los intereses que presenta tu hijo; así como también en qué clase de actividades se desenvuelve mejor. Obviamente que debes tomar en cuenta tanto los gustos de tu niño y lo que lo hace feliz, como, lo que hace bien y con naturalidad. Todas las personas tienen aunque sea un talento, y es tu tarea ayudar a tu niño a descubrirlo, ya que puede que esto le baste para crear una vida futura, con victorias, felicidad y plenitud.

2- **Festeja el esfuerzo y no las calificaciones**. Debes fomentarle a tus niños que es importante que en cada actividad que realicen den el cien por cien de sí mismos. Es importante que nosotros como padres festejemos el hecho de ver a nuestros hijos esforzándose al máximo por completar una tarea. Por pequeña que sea, desde las primeras palabras, hasta cuando recitan el abecedario por primera vez. Aunque se equivoquen, es importante que sientan el apoyo, y que sepan que esfuerzo más esfuerzo; es igual a la excelencia, sin importar los tropiezos o errores que hayan tenido, estos siempre servirán de enseñanza.

3- Valora su originalidad. Luego de que tengas entendido el talento que posee tu pequeño, hazle entender que es maravilloso y que eso lo hace exclusivo y diferente a los demás. No importa si él toca el piano, y otro niño también puede hacerlo, el simple hecho de que lo haga él lo convierte en una tarea extraordinaria y única. Enfócate en valorar y sobresaltar esa originalidad de tu niño y refuerza positivamente, con gestos de amor; como abrazos y besitos, cada uno de sus talentos, y de esa manera irás construyendo un hermoso e indestructible amor propio y una elevada autoestima, lo cual lo ayudará a crecer feliz.

4- Perfecciona sus habilidades. Si ya descubriste para qué actividad tu hijito nació, o cuál es su habilidad nata, como por ejemplo; lo escuchaste cantando una canción y notaste que tiene una voz muy hermosa y bien afinada, pues ahora te toca ayudarlo a perfeccionar esa habilidad, para que algún día el fruto de todos sus esfuerzos sea llegar a un nivel profesional y poder vivir de su talento. Cada persona tiene en su interior un sueño único, exclusivo. Por lo que, juntos como padres es nuestra labor ayudar a los chiquitines de la casa a descubrir eso que los apasiona, para que alcancen el éxito en sus vidas y desarrollen esos talentos al máximo potencial, para que en un futuro se desenvuelvan en lo que de verdad aman y tengan una vida llena de felicidad y prosperidad, pues, no existe el trabajo pesado cuando se hace lo que se ama y se tiene pasión para ello.

En conclusión, la comparación sólo existe con el objetivo de superar o de ser mejor que otra persona, pero si ese otro no existe, tampoco lo hace la comparación. Enfócate en competir contigo mismo, pues las únicas barreras entre tú y el éxito están en tu mente. Supérate cada día, y llega a ser la mejor versión que pueda existir de ti mismo, y lo más importante, alienta en tus hijos esta forma de pensar. Algunos niños serán los próximos arquitectos, carpinteros, agricultores, presidentes, bailarines... miles de millones de profesiones que se darán en relación a sus talentos y habilidades, todos somos diferentes y no merecemos ser comparados con nadie. El camino al éxito esta pavimentado de fracaso en fracaso. ¡Esfuérzate! hasta lograrlo. **¡TU PUEDES! Sigue leyendo hasta el final.**

4. Quiero Que Sepas... Me encanta pasear libre en automóvil

"..No soy ni automovilista ni autista (como algunos me llaman). Mi nombre no es autista , ni tampoco mi profesión ser autista . Soy David, soy escritor y músico , eso de autista se lo inventó el diablo y no te permito me llames así, jamás. Soy el niño de los ojos azules con una mamá llena de fe y un papá cariñoso y juguetón. ¿Será que una condición de salud puede cambiarme mi nombre? Te recuerdo soy David Perez, el Rubio Perez el campeón de mamá y papá. ¿Nos entendemos? Soy David, hijo de Dios, señalado entre diez mil con destino y propósito eterno, cabeza y no cola , bendecido al entrar y al salir y todo lo que toca mis manos prosperará.

Mi mama me escribió una canción "Hijo Mío" con esas palabras, para recordarme que soy David el tesoro de Mami y Papi..." ¡Ah! y me encanta pasear en auto , como a todos los niños.

Viajar en auto o trasladarse a cualquier lugar puede que se vea como algo cotidiano; pero aún así el desplazamiento por carretera, el tráfico y los embotellamientos en el centro a todos nos generan estrés. Los niños tienen una paciencia más limitada que nosotros los adultos. Cuando se aburren en un trayecto suelen ponerse irritables; aguantar el trayecto se les hace pesado.

La seguridad al momento de viajar en automóvil es un tema muy importante tanto para los niños, como para los adultos. El uso obligatorio del cinturón de seguridad es una norma de tránsito vigente en todos los países del mundo. Muchos accidentes y tragedias se han evitado o se hubieran podido evitar cumpliendo con este requerimiento. Es una costumbre que debemos inculcar a todos los miembros de nuestra familia.

En particular las familias que cuentan con personas especiales, el uso del cinturón de seguridad dentro del vehículo es primordial. **Mi hijo se quita el cinturón de seguridad mientras manejo y casi tenemos un accidente,** es una experiencia que viven a diario las madres con niños especiales. La seguridad no es importante solo para nosotros; sino también para las demás personas que transitan por las carreteras. Siempre es mejor prevenir que lamentar.

Para prevenir estas situaciones te voy a sugerir ciertas recomendaciones:

1.Prepara una agenda; para tus compromisos, otra para los compromisos de tu pareja y una para los compromisos de tus hijos. Con esa agenda podrás organizar mejor tu tiempo y el tiempo de todos los demás. Podrás estar lista para cualquier incidente inesperado. Tú estructura y organización va a proporcionar fluidez al movimiento de las actividades de cada miembro de tu familia y hogar. Lograrás manejar las situaciones que se generen, cuando tu hijo se quite el cinturón de seguridad cada vez que salen en tu automóvil.

2. Invierte tiempo entrenando a todos; Los niños y los adultos aprenden por imitación y repetición. Aprender bien desde el principio el uso y manejo del cinturón de seguridad; hacerlos entender para que sirve y como funciona. Entrénalos antes de salir de viaje y así ya tendrán practicado correctamente como ponerse el cinturón; mantenerlo puesto durante todo el tiempo que dure el viaje. Recuerda que no es para tenerlo preso, asfixiado e inmóvil.

3.Lleva acompañantes; es una buena idea, dispuestos a prestarle atención a tus hijos mientras tu estás atenta delante del volante manejando. Necesitas a alguien que vaya en la parte de atrás con ellos, de modo que si surge algún inconveniente pueda ayudar al niño en el momento justo.

También es bueno que algún acompañante se tome turnos para manejar el automóvil por ti. El niño necesitará en algún momento, que le presten el 100% de la atención, para poder estar tranquilo y tu podrás brindársela. No es recomendable detener el coche por estar sola a cargo de todo y propiciar una situación aun más peligrosa. De nada sirve un acompañante que no coopere durante el viaje, que esté pendiente solo de su móvil y distraiga la situación hablando de más.

4.Llevar variedad de accesorios; funcionan bien para distraer la atención de tu hijo, así lo mantienes enganchado al cinturón de seguridad. Hay infinidades de inventos creados para este fin, ni te imaginas la variedad; los puedes buscar en la Internet, son accesorios que se le ponen al cinturón. Estos accesorios impiden que el niño se suelte el cinturón inesperadamente, mientras estás manejando. Todos estos accesorios están probados por expertos en sistemas de seguridad. No puedes inventar e improvisar por tu cuenta, que luego pudiera poner en peligro tu seguridad, la de tus hijos y demás conductores que circulan al mismo tiempo que Ustedes.

5.Comunícate con personas que ya tienen experiencia; siempre es bueno buscar ayuda, consejos y comunicar tus necesidades a otras madres que al igual que tu, tienen hijos especiales. Ellas te darán ideas de cómo resolvieron sus situaciones de seguridad mientras manejaban en compañía de sus hijos.

6.Utiliza un espejo retrovisor adicional; puedes usar un espejito retrovisor adicional para apuntar exclusivamente al niño. Es útil para mirar hacia atrás de vez en cuando al ir manejando; así chequeas si tu hijo se encuentra bien ubicado, con su cinturón y no tiene señales de aburrimiento. Siempre ten tus dos manos en el volante.

7.Mantén a la mano juguetes; sabemos que todo niño especial tiene sus objetos y juguetes favoritos: llaveros, pelota anti estrés, muñeco de peluche, su mantita favorita, etc. Cuando salgan en auto te recomiendo que entre las cosas que prepares para el camino, incluyas una bolsa con estos artículos de su preferencia. Todas las situaciones que pasan dentro del auto, ocurren porque tu hijo no sabe qué hacer mientras estas manejando. Cuando paras en la luz o el semáforo recurre a la bolsa de juguetes, con ella le podrás ofrecer a tu hijo diferentes opciones de entretenimiento, mientras tu manejas.

8.No hables por teléfono mientras manejas; esta es una de las leyes que deben obedecer todos los conductores en general. En muchos países está prohibido el uso de teléfonos mientras se conduce. El teléfono es una gran herramienta de comunicación; pero al conducir un automóvil pudiera convertirse en un detonante fatal. No envíes mensajes de texto ni hables cuando manejes. Si necesitas saber una dirección a dónde vas, prepara con anticipación el GPS del auto antes de salir. Estará activado sin necesidad de que toques el teléfono. También evita que te equivoques de ruta en el camino. Si te equivocaras de ruta con calma retoma el camino.

9.Mantén tus manos libres; en todo momento ten tus manos libres de cualquier cosa, no las ocupes con el teléfono y mantenlas siempre en el volante. La seguridad de todos depende de cuan comprometida estés en batallar con esta situación, sabemos que no es fácil. Convierte cualquier viaje en coche en un momento divertido y seguro. Mamá, eres la que mejor conoce a tu hijo y las reacciones que tiene a diferentes estímulos y situaciones; sabes lo que necesita y quiere; aprovecha tu conocimiento sobre él. Es bueno contar con apoyo extra, no estás sola en esta misión, son una familia especial.

CANCION PARA MI SOBRINA DE NIÑA A MUJER

Letra y Música Silvana Armentano Perez

Viva y Radiante, Vas creciendo día a día con tu fe
Brilla y resplandece, Esculpida en las palmas del gran rey

Es tu tiempo de abrazar su manto, su palabra y su poder,
Mi Chiquita, nada es imposible, vencerás esfuérzate.
Oh, la verdad y el camino encontrarás ,no temas, allí estaré,
Desde el vientre escogida para el Bien.

De Niña a Mujer, con todo el cabello al viento
El Soplo de Dios, te dió nueva vida y aliento
De Nina a Mujer, vas escondidita en mi pecho

Transformándote en una gran dama de reino

De Niña a Mujer.

Corona a tu marido, Tu hogar se llenará con tu amor

Joyas y diamantes, son tus raíces, tus tesoros y tu valor.

Ángeles están, a tu alrededor,

Las Puertas de abrirán de par en par y Dios te guiará.

De NIÑA a Mujer……

De Niña a Mujer conquista y extiende tus sueños

Te veo crecer y se escapa el tiempo entre mis dedos

Destino Real , cubierta de eternas promesas

De niña a mujer florece a tu paso tus metas. De Niña a Mujer

La fe es llamar las cosas que no son como si fuesen

Vuela alto hija . Extiende tus brazos, extiende tus sueños,

Y se tu misma, Siempre!

Sella con tu identidad todo lo hagas

Los ángeles te sostendrán En sus manos te cargaran

Y si tropiezas,   levántate otra vez Vuélvelo a intentar

Hasta lograrlo Hasta alcanzarlo.. **¡TU PUEDES! Sigue leyendo hasta el final.**

5. Quiero Que Sepas... ¿Me ayudas a esperar mi turno?

¡Ay que fila mas larga! Me aburro cuando tengo que esperar mucho en un mismo lugar. No se donde está mi cuerpo y entonces lo muevo mucho para sentirlo. No lo hago a propósito, no lo puedo controlar, encima todos me miran y miran a mi mamá y hasta la regañan diciendo que no estoy bien educado. Como si ellos nunca fueron niños, y si supieran lo que me cuesta vencer el autismo a cada segundo de mi vida, me ayudarían a hacer mas divertida la espera o dejarían pasar a mi Mamá primero. Ella es mi héroe, siempre se las arregla para dejarme bien parado delante de toda la comunidad.

Estar en lugares públicos, donde el flujo de personas es un poco intenso y constante, resulta engorroso para los niños con autismo. Mi hijito siempre se mostraba muy inquieto, y mostraba fastidio al estar en lugares con personas desconocidas por mucho tiempo. Ya sea si estábamos en la fila para pagar en el supermercado, en la sala de espera del médico, o en congestionamiento en el auto, era difícil lograr que David se estará tranquilo y seguro.

Con el tiempo aprendí a cómo manejar exitosamente estas situaciones, y tú como padre también debes hacerlo. Lo primero es que no debes sentir vergüenza de tu hijo, aunque este te haga rabietas en público o empiece a alterarse, y todas las personas te miren con rareza juzgándote.

Siempre las personas miran con asombro cuando pasan estas situaciones, y a los padres primerizos que aún no han aprendido cómo lidiar con el autismo, causa un sentimiento de extrañez.

No limites a que tu hijo siempre este encerrado porque no te gusta salir con él. Tu hijo merece que tu, como padre, quieras llevarlo a todas partes, porque te sientes orgullo y feliz de que te vean con tu hijo.

Desde salir a comer un helado, hasta ir al cine, el supermercado o a la Iglesia, debes enseñar a tu hijo a como relacionarse en estos lugares, y tú debes aprender a cómo manejar la situación y también tener paciencia con los demás que no saben como ayudarte. Habla con los especialistas que te están ayudando para que te den ideas o te acompañen a esa cita como parte de la recuperación de tu hijo y la integración efectiva de tu niño y tu familia a la comunidad.

Muchas veces hay personas muy amables y respetuosas cerca de ti que no se atreven a ayudarte si no se lo pides. Por eso una buena actitud y comunicación con tu entorno ayudará a ser más pasajera la larga espera. Las largas esperas ya resultan tediosas para ti, así que para un niño con autismo más lo es.

Sé que has notado que tu hijo torna a ponerse inquieto, ante estas situaciones, y porque no les gusta esperar. Les desorienta no poder hacer nada durante mucho tiempo, y más si tu estás regañándolo a cada rato, para que esté quieto. Los regaños y llamados de atención no suelen resultar con ningún niño, mucho menos con aquellos que están venciendo el autismo.

Es mejor enseñarles estrategias apropiadas para entretenerlos y entretenerse adecuadamente en cualquier lugar donde vayan.

¿Como logro que mi hijo no se irrite en las largas esperas?

1. Paciencia.

Lo esencial es que tú tengas paciencia, porque tu hijo siente lo que tú sientes. Entre un padre y un hijo existe una conexión emocional, así que como tu sientes lo transmitirá tu hijo, el también sentirá lo que tu transmites. Si te estresas, el se pondrá más inquieto.

Aprende a ser paciente, si no tienes calma en las situaciones en las que tu hijo se altera, nunca lograrás manejar la situación. Siempre debes tener una sonrisa en tu rostro y tratarlo con amor, recuerda que también estás en un lugar público, donde todos observan cómo tu lidias con tu hijo. La blanda respuesta aplaca la ira. Las personas son crueles, se ríen o tienen miedo o desconocen como ayudarte.

Por lo que tú debes demostrarte a ti mismo, a tu hijo y a los demás, que eres capaz de manejar la situación con calma, ten paciencia. Transmite esa calma, amor y paciencia a tu hijo, así este se sentirás más tranquilo. **La comunicación efectiva y calmada es la clave.**

2. Planifícate y organízate.

Tienes que pensar en todas las situaciones que se te pudieran presentar, en la calle o en el viaje. Puede que a tu pequeño le de hambre, quiera jugar, se haga en los pañales, se ensucie la ropa, y muchas cosas más. Es recomendable que lleves con un bolso, de donde saques todo lo que necesites. Empieza por cosas básicas, y luego ve metiendo las cosas para emergencia.

Cosas básicas que llevar en el bolso.

✓ Comidas enteras, frutas o snacks. Lleva de varias opciones pues el antojo de tu niño puede ser muy selectivo o comida especial de acuerdo a la dieta de tu hijo.

✓ Leche o malteadas, jugo y agua.

✓ Juguetes, desde los que muerda, hasta con los que interactué. Pero ojo no te lleves toda la casa. Lleva aquellas cosas livianas para cargar fácilmente.

✓ Medicinas. Puede que le de fiebre, o le empiece a doler algo. Así que es bueno prevenir, si fueses de vacaciones o un viaje de muchos días.

✓ Ropa. Puede que salió con un abrigo puesto porque hace frío, pero le empieza a dar calor y quiere una franela. O comiendo se ensució la ropa, y quiere cambiársela. Evita que forme un berrinche por esto.

✓ Muchas toallas húmedas, loción antibacterial, pañales y bolsas contenedoras. En plena fila de espera, este puede hacerse en el pañal. Y lo correcto es que cargues un repuesto y lo cambies en privado.

Tienes que estar preparado mentalmente y materialmente, para resolver todo contratiempo. Lo más difícil que se te puede presentar, es un cambio de pañal. No te vayas a apenar, esto le pasa a cualquiera y es algo normal. Puede que las personas que tengas alrededor se molesten o expresen su incomodidad. Tu tranquilo

Tu reacción debe ser rápida, con una gran sonrisa pedir un permiso para cambiar a tu hijo en el baño, rápido lo haces y luego vuelves. No pidas disculpas, pues no hay nada que perdonar, las personas deben aprender a tolerar.

3. Otra situación difícil, es que tu hijito en un berrinche se meta con otra persona o sea agresiva con ella.

No suele pasar mucho, pues los niños que presenta síntomas de autismos como sabemos no les gusta relacionarse con otras personas. Pero si cuando se enrabian y se vuelven agresivos, omiten esa cualidad de ellos y pueden agredirte a ti o a otras personas, ten paciencia y habla con calma.

Es una situación muy delicada, a la cual debes tener un tacto increíble. Existen personas comprensivas, como otras que no. Así que siempre se lo más educado posible, y ahí si tienes que pedir disculpas por la incomodidad.

Recuerda que tu representas a tu hijo, y todo lo que el haga tienes que cargar con la responsabilidad tu.

Agenda siempre todas las salidas que harás con tu hijo. Piensa todos los escenarios que se te pueden presentar en ese lugar, y está preparado para todo. Para que no se te olvide, registra con anticipación todo lo que necesitaras en un libro, y horas antes de salir prepara todo. No dejes nada para último.

Por último, si es la primera vez que saldrás y estás muy nervioso, **recrea la salida en tu propio hogar.** Puedes hacer un simulacro, de la sala de espera o la fila que harás en la calle, y pon a tu hijo a participar, para ver cómo se comporta. De esta manera ya sabrás que esperar cuando salgan, y como afrontarlo. **Siempre ten un buena actitud de aprendizaje y refuerza a tu hijo con palabras de amor todo su esfuerzo aunque sea mínimo. Toma ideas y estrategias con los especialistas y habla con amigas que hayan superado las largas esperas.**

¡TU PUEDES VENCER EL AUTISMO!

Sigue leyendo hasta el final.

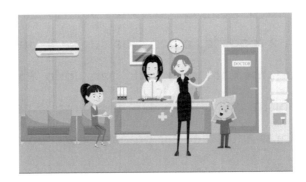

6. Quiero Que Sepas... Ayúdame a organizar mi tiempo de juego

"..Me fascina que me habla todo el tiempo y me responde cada vez que lo toco. Las luces, el sonido y las vibraciones del IPad son mi obsesión. Pero me gusta mucho mas el cariño de mi familia o mis amigos. No salgas de mi y me entregues a una prisión que no se como salir. Te necesito.."

Otra de las preocupaciones que tenemos los padres con hijitos con autismo, es como hacer productivo el día a día de nuestros hijos. Me llegó una pregunta de una madre muy preocupada, donde decía que su hijo pasaba todo el día en el IPad y que podía hacer para acabar con esto. Quitarle un objeto a un niño que presenta síntomas de autismo con el que esta entretenido y es su juguete favorito, es un choque emocional para ellos, por lo que tienden a alterarse y enojarse escalando a niveles que pudiesen ser incontrolables. También eso pasa con adultos y cualquier persona.

La tecnología en estos tiempos nos sirve de gran ayuda con nuestros hijos, pero también puede ser nuestro

peor enemigo si no sabemos controlar su uso. La tecnología en estos tiempos, ya no es una herramienta de ayuda al ser humano, ahora es una adicción difícil de vencer. Es triste ver como hasta en el hogar, se pierde la comunicación e interacción, solo porque cada miembro de la familia está en su propio mundo virtual. Pero esto se puede trabajar para arreglar.

¡El tiempo muerto o tiempo de ocio es peligroso!

Si ya para una persona adulta le es difícil controlar el uso de sus artefactos tecnológicos, para un niño mucho más. La adicción a la tecnología, surge de los tiempos muertos que tienen las personas. Una persona con mucho tiempo de ocio en su casa, que tenga a su alcance internet y una Tablet, va a pasar todo el día pegado allí. Para nuestros hijos que tienen mucho tiempo libre, porque casi siempre están en casa es muy fácil, que agarren adicción a las redes sociales. Así que nosotros como padres debemos evitar esto a toda costa y dosificar y organizar la exposición a la tecnología vacía.

Para un niño que presenta síntomas de autismo usar artefactos tecnológicos como la Tablet, es muy genial porque pudiesen ser educativos o de comunicación. Les atrae mucho la complejidad del aparato. Y es que a todos los niños siempre le llama mucho la atención usar estos artefactos por ser tan llamativos, así que imagina que tan llamativo será para tu hijito. La idea de todo esto no es que le prohíbas o evites totalmente que tu hijo use la tecnología. La idea que quiero dejarte es que hay tiempo para todo, y tú debes decidir el cuándo de cada cosa.

Tú tienes la responsabilidad de organizar los días de tu hijo. Debes hacer un itinerario rico y variado, de las actividades que hará cada día, durante cada hora. **Planifica el día de tu hijo las 24 horas, para que siempre este tenga algo que hacer productivo y educativo y no caiga en un tiempo de ocio.** Con un buen plan que cumplas al pie de la letra, te aseguro que tu hijo será capaz de lograrlo y ni pensará en los artefactos tecnológicos o video juegos .

Lo que queremos lograr con esto, es que el niño siempre este entretenido y produciendo vida y nunca se aburra o tenga tiempo vacío o muerto. Hay que convertir todos los días de tu hijo, en días productivos.

El lado bueno de la tecnología: Tu hijo puede usar la tecnología, de forma productiva para lograr un avance o para comunicarse. Hay muchos software y equipos que son especiales para niños con autismo y otras situaciones de salud, así que estos tienen que ser siempre los objetivos de tu hijo.

Si tienes una Tablet, borra y bloquea todas las aplicaciones que sabes que no son para el uso apropiado, y solo deja activadas para uso las que sean educativas para tu bebé. También puedes utilizar el IPad como motivación para trabajar como un refuerzo por el esfuerzo de tu hijito.

Ejemplo si tu hijo no le gusta cuando va a recibir sus lecciones educativas, y siempre se pone inquieto con la clase, puedes empezar a usarlo como una motivación o premio. Demuéstrale a tu hijo, que si se porta bien y a hace sus deberes, podrá utilizar el IPad por un tiempo corto.

Del mismo modo con los adultos en el hogar, no sea que tu seas adicto a la internet y el niño solo esté imitando lo que tu haces. Si ves síntomas de adicción a la tecnología de favor busca ayuda profesional urgente.

Aprende a moldear a tu hijo, porque tenga autismo, no quiere decir que siempre hará lo que quiere. No deja de ser un niño normal, que necesita que sus padres lo enseñen y le pongan carácter. Pero con carácter no quiero decir regaños, los regaños alteran más la rebeldía en los niños que presentan síntomas de autismos y en todos en general. Siempre evita eso, debes encontrar una forma sutil de corregir las áreas débiles de tu hijito.

Como padre no es fácil lidiar con todo esto, pues tú ves como a tus sobrinos con solo una advertencia hacen caso, y tu hijo no es así. Ama tu hijo y ama tu vida, nunca codicies que tu hijo sea como otro niño, dale gracias a Dios por él.

¡Sé el modelo de tu hijo!

Tal vez piensas que porque tu niño tiene una situación de salud, no sigue tu ejemplo. Esta ese dicho que dice, que los hijos son el reflejo de sus padres. Así que tienes que empezar por ti. Es irónico que te moleste que tu hijo siempre este en el IPad, y tú haces lo mismo.

Antes de molestarnos con alguien por algo, debemos evaluarnos nosotros mismos, y pensar en si tenemos derecho a enojarnos. Sería muy injusto que tu regañes a un niño por hacer algo que tu también haces. Saca el iPad de tu vida, y de la de él. Ya sacando de la vida de todos en casa tanto uso del IPad, es hora de que todo ese tiempo que tu hijo usaba para el IPad, tu busques algo que hacer productivo para él. Pues no le quitarás el IPad para dejarlo con tiempo muerto, porque siempre volverá a él

¡Mamá quiero jugar! Aquí te van unas cuantas actividades, que tu hijito puede hacer en su día a día. Intercala la actividades para no hacerlas tan repetitivas. Recuerda que tú debes empezar a hacer estas actividades con él, luego lo dejas solo de vez en cuando para que el tome independencia.

✓ **Pintar con los dedos.** Esta es una actividad muy económica, tan simple como una hoja y unos cuantos tubos, de pinta dedos puede entretener a tu hijo por rato. Además desarrollará su lado artístico e imaginativo. Recuerda que alrededor de la actividad esta toda la organización de los materiales, recoger, limpiar, seleccionar. Escribe una pequeña agenda con las actividades relacionadas a la actividad seleccionada.

✓ **Caja de juguetes.** Un espacio donde el se dedique a jugar con juguetes comunes, es muy bueno pues toda su concentración estará en los juguetes. Todos los juguetes con fines educativos y sensoriales darán una mejor aceptación al niño.

✓ **Cantar y bailar.** Un espacio musical, es buenísimo para recrear a tu hijo. La música siempre es una buena terapia para todo el mundo. Colócalo en la sala con música animada, y junto a él canta y baila. Siempre recomendamos que las actividades las hagas junto a tu niño. Prevenir que pueda llevarse los juguetes a la boca o usarlos inapropiadamente será un desafío que enfrentarás y entrenarás a tu hijo al juego apropiado.

Actividades físicas y deportes, Caminar, correr, andar en bicicleta, patear una pelota, hacer natación, saltar en un trampolín, andar a caballo son actividades que no solamente des estresan a cualquier persona sino que también tienen otros beneficios para el desarrollo, sensoriales y neurológicos. **¡TU PUEDES! Sigue leyendo hasta el final.**

UNA CANCION PARA MI MAMITA

A Mi MADRE: Letra y Música Silvana Armentano

Madrecita de mi amor, le agradezco a mi Dios,

por tanto que me has cuidado porque me has dado amor.

Mas que las piedras preciosas el valor de mi Mama,

Ella será alabada Mujer que siempre ha de triunfar.

A mi Madre le canto esta canción

Mujer Virtuosa es mi Madre,

la que me ha dado Dios. la que me ha dado Dios.

Mujer virtuosa y llena de talentos

Es la madre que Dios me dió

Son tus manos laboriosas y tu gran honestidad

que han impregnado mi vida de tu ejemplo y tu bondad.

Hoy te pido mi Señor que derrames bendición

sobre las Madres del mundo que te sirven con Amor.

A mi Madre le canto esta canción

Mujer Virtuosa es mi Madre, la que me ha dado Dios.

Felicidades TE AMO MAMA

7. Quiero Que Sepas... Me gustan las vacaciones en Familia

"...Puedo oír los comentarios de mamá y papá, preocupados de como la familia, que se supone me acepten como soy y cooperen con mi recuperación, reaccionará cuando salimos de vacaciones. En esos días quedan al desnudo todas mis habilidades y situaciones y el trabajo que mamita y papito hacen para darme una vida digna. Yo les sonrío a todos con mi mejor sonrisa , pero como duele cuando me ignoran y me juzgan por mi salud..."

Irse de vacaciones con la familia, es un tema que preocupa mucho a cualquier padre. El pensar en estar fuera de casa, que es el entorno donde tu hijo se desenvuelve a diario, e irse por muchos días a un lugar nuevo es de sentarse a pensar.

La ansiedad por probar cosas nuevas es algo normal en el ser humano, pero en niños con autismo se intensifica mil veces más. Si en el carro a veces no se comporta muy bien tu hijito, seguro que no quieres ni pensar en cómo lo hará en un avión.

No deseches la idea de viajar, o la de pasar unas lindas vacaciones por el que dirán. Aunque sea un poco más difícil el viajar con tu hijo, verás que cuando acabe el viaje habrá valido el esfuerzo.

No hay nada más bonito, que estar junto a los seres que más amas, compartiendo nuevas aventuras. Además de que este retiro le sentará muy bien a tu niño.

Pues el estar siempre en casa, o frecuentar los mismo lugares siempre, lo aburren y hasta lo pueden deprimir. Emprender una aventura familiar siempre es muy divertido. Toda tu familia ya acepta a tu hijito y lo aman, así que todos deben apoyarse y ayudarse entre sí, para realizar el viaje que tanto desean.

¡Abuelita, llévame de vacaciones!

Una abuelita me hizo una pregunta que sirvió de inspiración, para que me impulsara a escribir sobre esto. Ella me preguntaba, cómo podía ayudar a su nietecito a pasar unas lindas vacaciones con ella. Lo primero que quiero que noten, es que una abuela se siente motivada a ayudar a que las vacaciones se den. Por lo que si te quieres ir de vacaciones, junto a tu familia lo primero que debes hacer es hablar con todos.

Exponer el reto que será, organizar las vacaciones y el transcurso de estas, ayudará a motivar a todos los familiares a prestar su ayuda de todo tipo.

Muchas veces los padres deciden no arriesgarse a perder la estructura acostumbrada del niño por entregarlo a una aventura sin estructura y con riesgos de todo tipo. Por eso es mejor tener varios planes y intentarlo de a poco.

Necesitas todo el apoyo posible de tus familiares, no viajes tú sola, por eso escoge los lugares donde haya actividades para todos y ten en mente que no todos quieran cooperar.

Luego de que ya todos entiendan bien la situación, y estén de acuerdo con que deben aportar de su ayuda, para el éxito del viaje, pueden proceder a planear las vacaciones.

Debes de ser clara de tus necesidades y las de tu hijo y lo que esperas de los demás para que entonces haya una buena comunicación y un excelente pronóstico.

Planeando Mis Vacaciones Con mi Familia

Para la abuelita que me hizo la pregunta, puede empezar por hablar bien con la mamá de su nieto. Y esto va para todas las abuelitas que me leen, el apoyo de los padres de su nieto es lo primero que debe buscar para estas vacaciones. Así podrá en conjunto con ellos, ir planeando y organizando el viaje, pues sus padres saben a memoria todo lo que se necesita y requiere para hacer este viaje tan esperado.

Tomando en cuenta el hecho, de que cada uno de los familiares debe estar más que dispuesto para ayudar en cualquier situación imprevista, te daré a continuación los siguientes consejos que te ayudarán a darle a tu nieto tan especial, esas vacaciones que tanto se merecen.

1-Planifica el tiempo. Mejor es poco tiempo y bueno, que mucho y aburrido. En las primeras vacaciones de tu nieto, es importante que sean por un corto período de tiempo; como uno o dos días. Y es importante que se encuentren relajados durante todo este tiempo de viaje, ya que a veces tenemos tantas expectativas, que la mayoría de las veces algunas no se llegan a alcanzar, debido a factores relacionados al tiempo mismo o externos.

2-Busca un lugar neutro. 2- Busca un lugar neutro. El lugar escogido para las vacaciones debe gustarle, tanto a los chiquillos, como a los adultos; Para que cada uno de los miembros de la familia disfrute de este tiempo fuera de la rutina.

Pueden ser lugares como la playa o algún lugar al aire libre, en un parque, en los que los niños se puedan relajar y los adultos puedan divertirse sin dejar de supervisarlos y estar seguros.

Es importante que los niños tengan actividades personalizadas con profesionales, ya que si tu nieto se aburre pudiera haber espacio para situaciones desagradables.

3-Está dispuesto a los cambios repentinos. Cuando se sale de la rutina por primera vez, siempre se genera un poco de ansiedad, más que todo para tu nietecito. Debes estar preparado para cualquier clase de inconveniente, y tener planeado el cómo resolverías esa situación.

Cuando hablamos de vacaciones, cualquier cosa podría pasar, una actividad podría ser cancelada y tocaría cambiar tus planes, pero debes recordar que lo más importante de las vacaciones es crear un ambiente placentero y fortalecer el vinculo de amor con tu nieto.

Una buena actitud en todo tiempo ayudará a pasarla mejor. Deja por un lado tus demandas y coopera con esta oportunidad única. Trata de no hablar frustrada delante de tu nieto porque el siente y pudiera afectarse su estima.

4-Está siempre pendiente de los niños. A veces salimos de vacaciones como ir a la casa de la abuela y olvidamos que tenemos un niño con necesidades especiales y pretendemos que el niño se ajuste a nuestra vida de ancianos.

Siempre debemos estar disponibles para ayudar a nuestro nieto, así como también debemos contar con la ayuda de otro familiar para cuidarlo y asegurarse de que siempre estemos presente para él en el viaje.

Debes dejar por un tiempo el ocio y la tecnología, y concentrarte en este tiempo tan especial, que será corto, pero invaluable.

5-Pasa por alto las ofensas. En los viajes se tiene contacto con muchas personas que desconocen tu situación. Es importante que estés preparado para pasar por alto cualquier clase de ofensa que pueda detonar alguna clase de pelea o enfrentamiento.

Tener una buena actitud amable y educada siempre , no hagas caras ni hables por detrás. Se ve muy feo que la familia del niño especial sea la que más lo critique y juzgue.

Lo más importante de todo es que disfrutes de cada uno de los detalles del viaje, no esperes por llegar al destino para comenzar a disfrutar a tu nieto. Ya que los recuerdos de la preparación, e incluso los del camino son unos los mejores momentos los cuales jamás podrán olvidar.

El amor saludable de los abuelos es irremplazable en la vida de cualquier niño. **¡TU PUEDES! Sigue leyendo hasta el final.**

HIJO MIO, lo que todo niño con Autismo quiere que sepas

Esta canción se la escribí cuando dedicamos a mi hijo a Dios

Dedicamos a Dios

Un niño ha nacido en la familia hoy
con un propósito de Dios y ser cumplido en el .

Sus manos pequeñitas tomadas de la fe
irán creciendo cada dia y prosperando bien.

Dedicamos a Dios, nuestro hijo te damos,
agarradito de tu mano de tu palabra y de tu amor.

Consagramos tu siervo a Jesús en nuestro Dios
para servirte cada día
para rendirte adoración. Te bendecimos, Te bendecimos

A diestra y a siniestra tus Ángeles irán
acompañándolo en su caminar.

Tu Espíritu le guíe le llene de poder
con su mirada en tu Cruz se sostenga fiel.

8. Quiero Que Sepas... Soy parte de tu familia, acéptame como soy

"... No te escogí como familia, no pedí nacer y el autismo no me interesa. Algunos me quieren y otros no tanto. Soy un regalo de Dios para aquel que me reciba y el que me rechaza pierde la oportunidad de recibir mi cariño puro , fiel y sincero. Soy gentil y caballero de buen gusto, soy el niño feliz, como mi mama me llama el campeón de la casa..."

Cuando un bebé nace, desde los primeros momentos de su vida tiene deseos de comunicarse. Se interesan en las caras e imágenes que ven a diario e intentan entender todo lo que ven.

Los rostros cotidianos que los rodean y las actividades que suceden los motiva a querer participar aun antes de siquiera emitir sonidos o tener voz.

Durante los primeros años de la vida de un niño, se debe dar motivación para que desarrolle su lenguaje y para enseñarlo a hablar.

En el caso de los niños especiales es un poco más complicado debido a esta condición que afecta la comunicación. Se les dificulta comunicarse con el entorno porque el autismo afecta parte de sus habilidades y desarrollo.

Como madre, abuela o familiar de una persona con condiciones especiales te pudieras encontrar preocupada de poder comunicarte efectivamente con tu niño pero no es imposible.

Rasgos del autismo: La comunicación: Dentro de las formas de comunicación, que se presentan en los rasgos del autismo hay demasiadas. Pues pudieran afectarse varias de las habilidades de comunicación y cada niño trata de expresarse a su manera. Pero sin embargo, podemos generalizar algunas, y de ahí partir a soluciones.

Tenemos que ser los padres primeramente, los que ayudemos a nuestros hijos a mejorar la comunicación. Las terapias con especialistas ayudarán a entrenarte, pero hay que incorporar ese aprendizaje a la vida real.

✓ **No verbal**.

Cuando ya ves que tu hijito, ya tiene 3 años y todavía nada dice, ni siquiera "mamá", ni ninguna palabra en absoluto, es que pudiera presentar este tipo de rasgo. Llegaste a pensar que hasta era mudo o sordo, pero luego viste que cuando hace berrinches, si grita. No dice palabras, pero si emite sonidos.

Este es uno de los rasgos más comunes, y más difíciles de tratar. Pero no hay nada imposible para el que cree. El amor será tu motor de motivación, nunca te desanimes, por más que veas como ya niños más pequeños que tu hijo ya dicen "mamá" y "papá". Esto abarca en la aceptación y amor que le tengas a tu hijo.

Mientras más amor, seguridad y apoyo le transmitan, más el va a soltar el lenguaje. La patóloga del habla te ayudará a hacer determinados ejercicios de comunicación para lograr una respuesta en tu niño. Todo sonido cuenta, todo gesto cuenta. No subestimes el esfuerzo de tu hijo para comunicarse.

✓ **Ecolalia.** Esta se da cuando ya tu hijo te ha demostrado que si puede decir frases enteras, pero a la hora de entablar una conversación larga, a este le cuesta sostenerla o empezarla.

Uno de los ejemplos más comunes, es que tu le preguntes a tu hijo "¿Cómo estás?", y el te responda con un "¿Cómo estás?". Esto quiere decir, que le gusta repetir las cosas, y no hacer un esfuerzo por encontrar una respuesta a ello. Mucha paciencia aquí, no vayas a creer que tu hijo se está burlando de ti. Simplemente su mente no procesa una respuesta inmediata, así que repite lo que tú has dicho y dale la respuesta.

✓ **Espontaneidad.**

Es cuando el niño está luchando en vencer el autismo y solo tiene un tema de conversación. Algo que le apasiona y no puede dejar de hablar de ello. Por ejemplo, llega tu hijito y te empieza a hablar de que te cocinará tostadas. Pero luego, termina hablando de un mundo mágico donde las tostadas son maravillosas. Cuando notes esto, alégrate pues tu hijo está a pocos pasos de vencer totalmente el autismo y con ejercicios se puede entrenar al niño a responder con variados temas y conversar de otros tópicos.

Tu eres el motor de los avances de tu hijo, si no lo ayudas y esperas a que un especialista haga todo, los avances serán pocos. Un especialista lo que logra, es enseñar a tu hijo palabras, frases y oraciones completas, básicas para que el entienda un poco, como reaccionar a posibles escenarios.

Ahora te toca a ti como padre la parte más difícil, darle la seguridad, soltura y motivación, a tu hijito de comunicarse y socializar, tanto con la familia como afuera en la calle. Una abuela me pregunto como puedo ayudar a mi nieto a hablar y aquí les dejo algunas sugerencias para los familiares.

1. Establecer un vínculo de aceptación emocional y de amor; aceptar la condición de tu familiar. Hablarle con amor, si te encuentras lejos por alguna razón o vives en otro lugar; puedes enviarle cartas, regalitos, mensajes de voz por teléfono. Ellos tienen que saber que son queridos y aceptados como son, como están y lo que pueden dar.

Es verdaderamente importante para ellos la aceptación, no ser rechazados, así no se cohibirán de querer hablar y expresarse. Muchas veces las personas que presentan condiciones de salud o impedimentos físicos, además de sentirse mal por esto, son juzgados, rechazados, discriminados, ignorados. Lo peor que puedes hacer con una persona especial, es ignorarlo, al hacerlo lo estás rechazando y ellos se dan cuenta de esto. Ellos reconocen a las personas que los aceptan y se relacionan positivamente con estas.

2. Establece contacto visual; los ojos son muy importantes en cualquier tipo de comunicación. Mira atentamente a los ojos de tu hijo o nieto. En algunas terapias por ejemplo, el especialista se coloca algo llamativo entre las cejas (una idea muy interesante): una galletita, una calcomanía, el juguete favorito para poder captar la atención de los ojos del niño y mantenerlo mirando.

Cuando el niño responde mirando atentamente festéjalo, felicítalo porque está haciendo un gran esfuerzo al mirar a los ojos, algo sumamente importante. **No se puede establecer un lenguaje efectivo si no hay un contacto visual. El contacto visual es la primera forma de comunicación entre dos personas,** lo primero que hacemos es mirar.

3. Responder a cualquier gesto; no necesariamente se responde con palabras. El niño puede responder con un abrazo, con un gesto, levantando la mano. Responden inclusive con pequeñas muecas con la boca, a veces imperceptibles para el desarrollo de una charla, de la grandeza de la comunicación.

Con todo esto ellos están diciendo algo. El mensaje no verbal es muy importante, porque ellos antes de hablar tratarán de comunicarse a sus maneras, no verbalmente y esto también es un lenguaje de comunicación.

4. Esperar la respuesta; muchas veces nos enfrascamos en repetir y repetirles frases y no le damos tiempo al niño a reaccionar y responder. Un hola, hola, hola apresurados y repetidos los aturde; no lo dejamos responder con un hola, con una alzada de mano.

Dale oportunidad a el de contestar, y varia las frases que usas para dirigirte a él. Y espera la respuesta por unos 5 o 7 segundos y luego vuelve a preguntar. Si a la tercera vez que le preguntas, luego de haber esperado la respuesta no te responde, entonces dale el ejemplo como responder y practícalo con el.

¡TU PUEDES VENCER EL AUTISMO!

Sigue leyendo hasta el final.

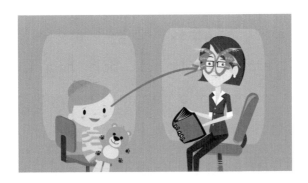

9. Quiero Que Sepas... Me encanta andar en puntas de pie

"...Soy un genio y me encantan las alturas. Mamá no siento mis pies, pero cuando me pongo en puntas de pie esa presión en mis dedos es una sensación extraordinaria por eso lo hago todo el dia. No es gracioso no sentir tu cuerpo, querer correr y el cuerpo camina. Me encantan los masajes en los pies y mi mamita dice que marco muy bien el ritmo de la música. Me ayudas a usar mi cuerpo adecuadamente sin juzgar mis movimientos?

El autismo es una condición que se caracteriza por presentar una serie de rasgos en diversas áreas del comportamiento como los movimientos repetitivos y estereotipados. A lo mejor tu hijito hace movimientos repetitivos estereotipados, que tú crees normales, que te llaman la atención y lo regañas por eso y a sus hermanitos pero el comportamiento sigue y sigue.

Y la verdad es que pudiera ser los rasgos comunes de este síndrome infantil llamado comúnmente autismo.

Muchos padres viven con la confusión de notar los rasgos en sus hijos por el autismo, y los que son propios de él. Porque también puede que tu hijito se está comportando de mala manera con sus hermanitos, pero tú por tener paciencia por su condición no tomas cartas en el asunto.

No está mal confundirse, porque cualquier padre que desconoce del autismo lo puede hacer. Antes yo me encontraba en la misma posición que tú, pero eso no me deprimió, sino que impulso a ser más conocedora del tema y así ayudar a mi hijito. Este es el propósito de este libro, darte información para que estés alerta y ayudes a tus hijos a superarse a temprana edad.

¿Como Identificar Los Rasgos Del Autismo?

Una madre me hizo una pregunta, muy extrañada y preocupada, acerca de que su hija caminaba en puntas de pies todos los días, durante todo el día. Anteriormente ya había comentado, que este es un rasgo típico del autismo, y que a los niños se les hace más interesante el caminar así. Ya antes identificamos varios rasgos del autismo, pero ahora quiero profundizar bien en el tema. Pues antes te lo exprese, de manera que te dieras cuenta que tu hijito presentaba autismo. Y ahora te lo expreso con el fin de que aprendas sobre las conductas, gestos y acciones que puedes esperar de tu hijo.

Mas que todo te quiero hablar de los movimientos estereotipados, que suelen ser muy repetitivos y rígidos. Pues aunque cada persona sea diferente, el autismo tiene un mismo patrón que se presenta en todas las personas que que se ven afectadas por este síndrome infantil.

✓ Patrones

Una de las cosas que más notarás, es la rigidez de los movimientos y conductas. Tienden a querer pasar todo el día, haciendo una misma cosa. Ejemplo: se sentó en el suelo a jugar con un automóvil, y pasan 5 horas y sigue en el mismo lugar con la misma posición. Si esta acostado, quiere estar todo el día acostado.

Si se despertó caminando en puntas de pies, lo hará todo el día. Es algo completamente normal para ellos, pues los niños que presentar síntomas de autismos cuando consiguen comodidad en algo, duran mucho tiempo disfrutando de ello.

Este caso no solo se puede dar de esa forma, sino que también puede que se acostumbre a sentarse en la misma silla del comedor cada día, o en el mismo lado del mueble. Solo le guste dormir con una sábana y vea solo un canal de televisión.

También los patrones suelen ser muy notables, como escuchar canciones por el orden del alfabeto, o usar sus crayones al orden de los colores en el arcoíris. En la comunicación puedes notar, que pasa todo un día hablando de un solo tema, por más que tú trates de cambiarlo.

Por último puede que se empeñe en una sola parte del juguete, Ejemplo: tu hijita juega con la barbie pero lo único que hace todo el día es darle vuelta al bracito.

Cuidado con estos patrones y tu forma de tratar de modificarlos, porque cuando el establece un patrón repetitivo, o se acostumbra a hacer algo de una manera, y llega un día en que no se hace así, puede formar rabietas y berrinches grandes. Hasta agresiones físicas pudieras recibir, por parte de tu hijo pues sacarlo de su rutina es un gran choque emocional para el. Pero como buen padre paciente que eres, se que tendrás toda la paciencia, amor, consideración y dedicación, a ayudarlo a salir de los patrones estereotipados y redirigir a movimientos apropiados y productivos para el niño y siempre probar cosas nuevas.

La terapista de conducta (ABA) se encarga de entrenar a tu niño y toda la familia para saber como lidiar con estos movimientos estereotipados automáticos y repetitivos.

✓ **¡NO CASTIGUES! Redirige.**

Algunas Madres, familiares o educadores castigan a sus niños por estos movimientos automáticos y hasta los ponen en penitencia, ¡QUE MAL! Estos movimientos estereotipados son involuntarios y encima hay personas ignorantes que castigan a los niños por eso. El castigo solo trae mas problemas, ¡BASTA! así que de favor entrénate edúcate y sal de la ignorancia.

Los niños especiales son personas, seres humanos y deben ser tratadas con amor profesionalismo y paciencia. Sufrí mucho con mi hijo con educadores poco sensibles que ponían a mi hijo en penitencia por una conducta estereotipada, que tristeza y vergüenza ajena me da que halla personas en cargos educativos haciendo tal tipo de cosa.

✓ ALETEO DE LAS MANOS

En los gestos podríamos incluir, lo que una madre me comentó que su hijita hacia mucho. El caminar de punta de pies, es uno de los rasgos más comunes del autismo. Otra de las cosas que hacen, es hacer gestos de alas como mariposas con las manos, o subir y bajar los brazos. Pueden que pasen toda unas 3 horas jugando de esta manera, como también puede ser que esté quitecito y haga este gesto de forma espontánea. Ya esto es más estimulación o auto estimulación, que se da el mismo. Porque tocarse el mismo los ojos o orejas por mucho rato, es signo de que esto lo estimula, y busca el sentirse así.

¡ESTIMULACIONES SENSORIALES!

Mediante los gestos repetitivos que tu hijo hace, el mismo se estimula. Puede que sea que mire cosas, toque cosas, huela cosas o pruebe cosas. Todo esto porque él va descubriendo poco a poco como obtener estimulación. Puede ser que aplauda por 30 minutos, porque le guste el picor en las palmas de las manos. O que te huela el cabello por mucho rato, porque le encanta el olor de tu shampoo.

Cuidado con las estimulaciones, porque pueden llevar a accidentes, hay niños que tristemente encuentran estimulación al morderse ellos mismo, así que cuida a tu pequeño de esto. Redirige esa conducta con algo mas productivo

A medida de que el crezca ya tu irás conociendo lo que estimula a tu hijito, y así tu podrás aprovecharte de esto y estimularlo tú. Así conseguirás afianzar el lazo padre e hijo, que tanto nos importa a nosotros los padres.

La idea es que juegues mucho con él, y lo estimules, no que trates de quitar los gestos que a él le gustan. Claro todo dentro del cuadro, que esto no le afecte a el en nada malo, ni a los que lo rodean.

La estimulación es muy importante para nuestros hijos, pues eso les ayuda a superar las limitaciones del autismo.

✓   **Transiciones**

Es cuando va de un lugar a otro, y esto provoca un choque emocional. Por ejemplo: puede que planees ir al parque y el este negado a salir de la casa.

Te hace todo un berrinche pero lo logras sacar de la casa, llega al parque y se calma rápido. Y así transcurre el tiempo todo bien en el parque, hasta que llega la hora de irse y este vuelve a hacer otro berrinche. A estos momentos se les llama transición y debes aprender a cómo manejarlo.

Para eso crearás una agenda visual en un papel o en tu teléfono o en su IPad donde el niño sepa que va a pasar después y te anticipas hablándole con amor y mostrándole fotografías de lo que el hará en el otro lugar.

Muchas veces se presentan estos berrinches porque no quieren dejar lo que conocen por lo desconocido o piensan que no habrá comida o juegos que les gusten.

Por eso habla con tu hijo lo mas que puedas y aunque no recibas respuesta de el, haz de cuenta como si te estuviese respondiendo. El se sentirá seguro de ir de tu mano y siempre inspírale confianza que todo estará bien divertido y volverán a casa en un rato corto. También puedes mostrarle un reloj para decirle cuanto tiempo estarán en ese lugar y porque y que luego el podrá volver a su zona de confort.

✓ **Comunícate** Usa todo tipo de comunicación con tu hijo , visual , gestos, auditiva, sensorial. Siempre habla con el normalmente. Verás que en el futuro el te agradecerá que le diste la oportunidad de integrase normalmente a la vida tuya.

No dejes nada por sentado, comunícate con el niño como si el entendiese todo. De por cierto los niños especiales tienen mas desarrollados los sentidos y pueden percibir tus emociones y decodificarlas.

Parece irónico que un niño que apenas puede hablar es mucho mas sensible que otro que parecería que habla mucho.

El cerebro está recibiendo toda la información y verás las respuestas muy pronto. Por eso siempre mantén una buena actitud positiva y de fe frente a tu campeón.

¡TU PUEDES VENCER EL AUTISMO!

Sigue leyendo hasta el final.

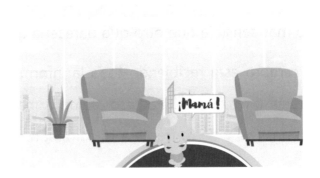

10.Quiero Que Sepas... Que le hace la música a mi cerebro

"...Soy músico y escritor como mi mamá. La música es uno de mis lenguajes de comunicación preferidos. Cada vez que toco el piano me siento completo, exitoso. Aunque no se entiende bien lo que canto, me se de memoria todas las letras de las canciones y las puedo escribir en mi IPad.

¿Cantamos juntos?

La última herramienta que te quiero dar a ti en este libro, para que con tu ayuda y la ayuda de Dios, tu hijo supere el autismo, es la música. Tenemos que tener fe en todas las herramientas que tenemos a nuestro alcance, y que nosotros como padres podemos brindarles a nuestros hijos.

No te rindas ni desmayes, Dios está contigo, y yo estoy contigo, así que no estás solo en esto.

La música: MI VIDA

A lo largo de mi vida, siempre me ha gustado intentar muchas cosas. Pues a raíz de que tenía a mi hijo David con autismo, me llene de motivación de encontrar maneras para ayudarlo. Pero una de las cosas, que hice en mi vida sin saber que luego me ayudaría tanto con mi hijo, fue enseñar música desde los 12 años. Tocaba el piano desde que tengo uso de memoria, y eso me ayudó a que desde temprana edad fuera capaz de enseñar música a otros.

Lo que más me gustó de todo esto, fue el enseñar a niños el arte de cantar, en los coros. Fue hace tanto eso, pero me sirvió de experiencia, para que naciera la idea de la "piano-terapia", que es en lo que trabajo actualmente. Hay padres que le llaman "musicoterapia", la cuestión es que ayuda a las personas que pasan por un momento difícil, o situación que involucre su salud a mejorar.

A través de los años que llevo enseñando música, he visto la gran ayuda, y lo importante que es la música en la vida del ser humano.

Lalaland, autismo se acabó.

La música ayuda como no tienes idea a los niños que tienen autismo, o algún desorden neurológico, pues la música estimula mucho al cerebro. Las ventajas, beneficios y pros que le puedes otorgar a la música, con respecto a lo que le hace a tu cerebro son muchísimas. Todo se debe a que ninguna otra cosa, logra estimular el cerebro de manera tan completa e intensa. La forma más sencilla y mejor de estimular, el cerebro de tu hijo es a través de la música. Nada de máquinas estimulantes neurológicas, con tan solo un rato de música al día haces un gran impacto en la vida de tu hijo.

A cualquier persona le gusta escuchar música, su cerebro trabaja igual que el de todos los demás. El cerebro se mueve trata de procesar todo lo que la música significa. Y es que piensa, la música no solo implica el entender la letra, sino entrar en sintonía con el ritmo. Son todas las partes de tu cerebro trabajando unidas, enfocadas en una sola cosa: la música. Pues el fin de este es encontrar placer en ella.

Sé que a los niños a quien les ayudo con la "musicoterapia", aprenden más que una canción en el día. Su cerebro aprende inconscientemente a archivar, organizar, sumar, restar, combinar, identificar, entre otras cosas. Todo por una simple rima. Esta es una manera que no puedes obviar, de utilizar para ayudar a tu hijo. Lo que si te pido como favor, es que te lo tomes tan enserio como sus clases de lectura. No veas la música como una alternativa, suplemento o actividad extracurricular. Tienes que verla como algo serio e importante, que necesita tu hijo para tener avances y vencer el autismo.

¡Mamá quiero ser MÚSICO!

No solo es que tu hijito escuche música, es que también empiece a tocar un instrumento. Porque es no solo disfrutar de la música, sino formar también parte de ella, aumentará los niveles en que la música hace trabajar a su cerebro. Las cosas que aprenderá sin darse cuenta, al aprender a tocar un instrumento serán muchas, que hasta tú estarás sorprendido del avance.

Así como tu notas cuando tu cuerpo te agradece el hacer ejercicio en un gimnasio, y vez que hasta empiezas a botar las toxinas de tu cuerpo, así pasará con tu hijo. Su cerebro empezará a trabajar más, cuando el haga cualquier otra cosa, pues la música digamos que sirve de despertador, para esas partes que el autismo pone en reposo o bloquea.

La música requiere disciplina y constancia, esta se debe convertir en una actividad diaria para tu hijo. Mientras más aplicado lo acostumbres a ser, mejores serán los resultados. El tiene que disfrutar el momento, pues lo que queremos es una buena estimulación neurológica.

El engranaje cerebral se beneficia cada vez más, cuando el niño hace repetitivamente la acción de tocar el instrumento hasta perfeccionar la pieza musical. En toda disciplina la constancia es la clave del éxito.

Está comprobado científicamente, que el contar o leer, produce una estimulación del tamaño de un grano de sal, comparado al tamaño de la estimulación que produce tocar o producir música como el tamaño del mundo.

Beneficios De La Música Al Autismo y para todos

✓ **Articulación y pronunciación.** Si antes esto resultaba difícil para tu hijo, con la musicoterapia ya no será así. Los ejercicios de vocalización, ayudan mucho a que esta situación en el habla de nuestros hijos desaparezca totalmente.

✓ **Conductas inadecuadas.** Los llantos, gritos, golpes y berrinches van a disminuir, de forma que ya sea rara la vez que lo veas. Las conductas mejoran, y hasta los gestos repetitivos que sabes que no están bien, desaparecerán poco a poco. El niño desarrollará su talento y esto nivelará las otras areas que están mas débiles.

Mi experiencia con la música y el autismo: Mi hijo David.

Por supuesto que incluí a mi hijito David, en el piano-terapia, él es el mejor ejemplo del que te puedo hablar, como se de que la música si funciona. Ya aprendió a leer música, tocarla y escucharla, de una forma que no pensarías que es un niño que presenta síntomas de autismo.

Tu como padre no debes limitar a tu hijo, pues es capaz de todo lo que tu creas. Tengo estudiantes, que hicieron su propia mini orquesta, y se presentan en su escuela. Nota todo lo que la música hace en nuestros niños. Recomiendo que tu niño tenga unas 4 clases a la semana de música, y que aprenda a tocar el instrumento que más le guste.

¡TU PUEDES VENCER EL AUTISMO!

Sigue leyendo hasta el final.

Conclusión

Los planes de Dios para con nuestra vida son perfectos y agradables, y espero que tu al emprender el largo viaje te des cuenta de ello. Lidiar con el autismo no es tan difícil, como lo pintan las personas que no saben de ello. Todo está en la atención que le des tú a tu hijito, porque si lo llenas de rechazo, odio, y estrés, el más bien se hundirá en el autismo cada vez más.

Esos padres que viven estresados, que odian tener un hijo con autismo, y que tratan todo el tiempo a sus niños con gritos, solo retraen y hacen crecer el problema neurológico que está afectando a sus hijos. Así es como el autismo gana, y el niño se vuelve violento y muy rebelde. Tienes que encontrar un motor que te motive a cada día, ser un mejor padre para tu hijito.

El amor es lo que debe estar siempre, porque si tú no le transmites eso a tu hijo nadie lo hará. Si empiezas tú aceptando a tu hijo y amándolo tal y como es, tu familia y amigos cercanos también lo harán. La aceptación es el paso más importante, en la meta de ayudar a tu hijito a vencer el autismo. Tu foco siempre debe ser ese, en vencer al autismo, pero sin caer en la desesperación y negación de que vas a "arreglar a tu hijo". Pues el no está dañado, solo que neurológicamente presenta un desorden que tu puedes ayudar a recuperar.

Nunca permitas que otra persona te haga pensar en lo contrario, o que te ponga a elegir entre tu hijo y ella o el, pues si un amigo no se siente cómodo con tu niño, pues no lo necesitas en tu vida.

Recuerda que tu hijo siempre debe ser tu prioridad, si tanto deseabas un hijo que el autismo no haga que ya no lo quieras. El autismo solo es uno de esos retos que te pone la vida, y que tú debes de afrontar y salir victorioso de ello. Recuerda como David venció al gigante, cuando todos pensaban que era imposible. Debes ser un David por tu hijo, y vencer al autismo sin importar que todos muestren negativa ante ello.

Todo pasa por una razón y hay un propósito en ello, y quienes somos nosotros para discutirle las decisiones al Rey de Reyes y Señor de Señores.

Espero que al terminar el libro, si te sentías afanado por las situaciones generadas por el autismo, ya no te sientas así y pon manos a la obra. Tu hijo te necesita y tu eres la persona escogida y mejor seleccionada para ayudarlo. Que sientas ganas de ayudar a tu niño, y de hacer frente a la situación es la mejor idea que puedas tener, empieza ya . Recuerda que en esto no está solo.

Primero tienes a Dios, que nos ha creado con todo el amor del mundo y te tienes a ti mismo y tienes a tu hijo. Sin Dios nada somos, así que aférrate a tu fe en Dios y hazla tu roca de sostén, pues nadie te ayudará como Él y ÉL te dará el consuelo que necesitas.

Este libro nació con la idea, de ayudar a padres y familias a levantarse y entender que tener un hijito con una condición médica no es mal de morir cualquiera que sea la situación de salud. Convertir el dolor en un don y ver la sonrisa de muchos niños y familias es el propósito de este libro lleno de amor, pasión, compasión, paciencia, vivencias, risas, llantos, experiencias y profesionalismo.

Hasta llegué a pensar que Dios no era justo y se había olvidado de mí y me pregunté ¿porque yo?. Llegué hasta la depresión más oscura y el sentimiento de culpabilidad me perseguía de dia y de noche.

Pude levantarme y ayudar a mi príncipe a vencer el autismo. Me apasioné por su progreso, su personalidad única, su sonrisa sin igual, su amor sin palabras. Mi visión cambió, en vez de ver lo que faltaba aprendí a reforzar lo que tenía, ver sus habilidades en vez de sus limitaciones.

Aprendí que mi vida no fuera igual sin mi angelito David. Él nos enseñó el verdadero amor, sin palabras ni miradas, le dió un sentido especial a mi vida y cambió la familia completa. Es lo más lindo y hermoso que Dios nos pudo haber dado.

Repito, fui escogida por Dios de entre muchas mujeres que pudieran haber sido la mama de David, pero Dios me encontró como la mejor y única calificada para esta misión posible y ser la mamá de un absoluto campeón. Fui seleccionada del escuadrón especializado de grandes desafíos y mi hijo amado me dió la oportunidad de crecer y de amar incondicionalmente.

Tengo mas de 35 años de experiencia enseñando música a niños, dos títulos universitarios , uno en música y uno en teología, 12 libros escritos producciones musicales, programas de radio tv, he viajado por casi todos los continentes del mundo y llevado mi mensaje musical a todas las naciones. Soy una mujer de fe, exitosa y trabajadora. El autismo cambió mi vida y mis prioridades y no cambio el éxito profesional y todo el dinero del mundo por mi familia. Mi familia es mi prioridad y mi hijo mi misión.

Quiero extenderte mi mano de ayuda para que a través de este libro recibas respuestas, herramientas y fe. Quiero que también veas a tu campeón llegando a su propósito en la vida y que eres especial. Por último tienes a tu familia, que te brindará todo el apoyo físico y terrenal que necesitas.

Nadie dijo que sería fácil, nadie dijo que sería sencillo, pero para eso estamos, para aprender a ser lo que alguien creyó imposible, posible. Lo que es imposible para los hombres es posible para Dios .Dios te bendiga siempre, y te colme de bendiciones. Vamos ¡TU PUEDES!

¡TU PUEDES VENCER EL AUTISMO!

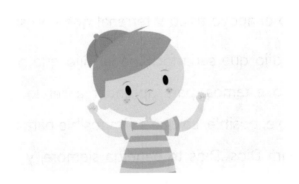

BIOGRAFIA: LICENCIADA SILVANA ARMENTANO

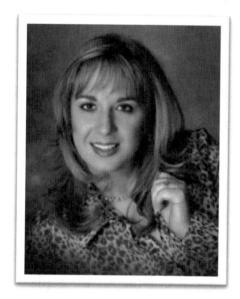

Silvana Armentano Pérez: Mamá, esposa y amiga es productora de música radio y tv, compositora, escritora y profesora de piano composición y voz , actualmente vive con su esposo Daniel Pérez y su hijo David Pérez en Florida, Estados Unidos. Silvana enseña y entrena músicos de todo el mundo. Comenzó su carrera como profesora de piano en Argentina a la edad de 12 años.

Se graduó con una Licenciatura en Música en el Conservatorio de Música López Buchardo en Argentina y revalido su título en la Universidad de Miami, Estados Unidos. Estudió composición en la UCLA y estudió canto con diferentes maestros reconocidos y entrenadores vocales. También cuenta con una Maestría en Teología y ha escrito un sin numero de libros de fe. Ella obtuvo varios premios por sus composiciones y participó en el Festival de la OTI, San Remo y

HIJO MIO, lo que todo niño con Autismo quiere que sepas

Latín Grammy's con sus propias canciones y producciones musicales. También tiene más de 12 libros y 13 álbumes de grabaciones de música cristiana y 5 producciones en música secular. Ella también ha escrito una serie de artículos para diferentes revistas a lo largo de su carrera artística. Su pasión como maestra es descubrir el talento de cada estudiante y entrenarlos para ser un músico profesional y feliz. A través de vencer el autismo todos los días en casa aprendió un nuevo lenguaje de comunicación y estrategias de enseñanzas a través de la música. Actualmente recibe entrenamiento en Autismo junto con su hijo 50 horas semanales. Con estas herramientas a podido llegar a comunicarse efectivamente con cada niño por sus talentos y habilidades y a sacar el precioso diamante que hay en ellos sin importar su situación de salud. Ella mira a sus alumnos con pasión, visión y amor y los capacita para darles una herramienta en la vida para defenderse, vivir de sus talentos y ser felices. Silvana tiene mas de 35 años de experiencia enseñando a niños y adultos de todas la habilidades y toda la vida como músico. Ella es la fundadora de Musik Hope una organización sin fines de lucro, cuya visión es desarrollar a todos los niños centrándose en su talento y capacidad musical. También Musik Hope tiene el propósito de traer información y concientización sobre este síndrome infantil llamado autismo, para padres, familiares, maestros, educadores lideres, pastores y la comunidad en general. Persistencia, profesionalismo, amor y visión son algunas de las características de esta misión de desarrollar los talentos musicales y artísticos de cada alumno y cada familia tenga las herramientas necesarias para ayudarlos a vencer el autismo.

Subscríbete gratis a su canal de

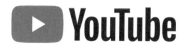 Silvanaarmentano

FELICIDADES ¡ LLEGASTE AL FINAL!

TU PUEDES VENCER EL AUTISMO!

PARA PEDIDOS, INVITACIONES

CLASES y ENTREVISTAS

Visite Nuestra página:

silvanaarmentano.com/MUSIKHOPE

O llame a nuestra oficina 786-558-3777

Mas información:

musikhope4kids@gmail.com

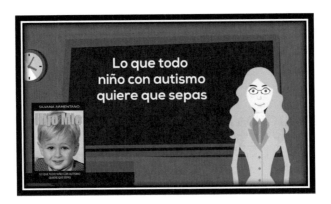

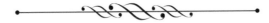

Made in the USA
Thornton, CO
10/23/24 21:35:10